AF312928

DES

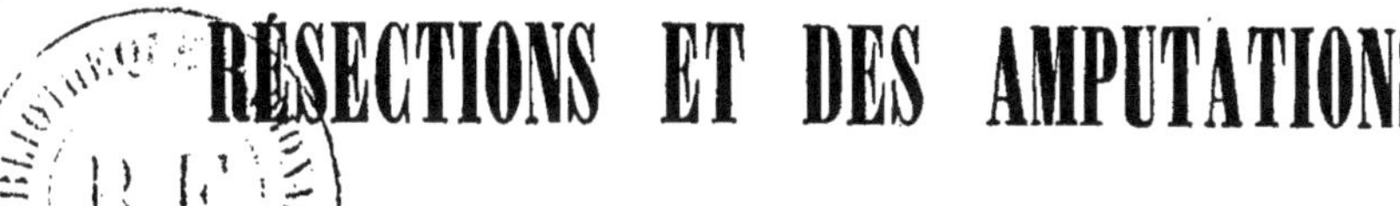

RÉSECTIONS ET DES AMPUTATIONS

CHEZ LES TUBERCULEUX

PAR

Ld OLLIER

Professeur de clinique chirurgicale à la Faculté de médecine de Lyon,
Correspondant de l'Institut,
Associé national de l'Académie de médecine, etc., etc.

Communication faite à la Société nationale de Médecine de Lyon,
le 26 février 1883.

PARIS

G. MASSON, ÉDITEUR

LIBRAIRE DE L'ACADÉMIE DE MÉDECINE

Boulevard Saint-Germain, 120.

1883

DES

RÉSECTIONS ET AMPUTATIONS

CHEZ LES TUBERCULEUX

Il n'est pas de question plus souvent discutée que celle des amputations et des résections chez les tuberculeux, et cependant c'est une question toujours nouvelle ; et à l'heure qu'il est, avec les idées doctrinales qui préoccupent les chirurgiens et les médecins, on aurait de la peine à trouver une question plus actuelle et d'un intérêt plus grand pour la pratique de la chirurgie.

De tout temps les chirurgiens ont été divisés en deux camps : les uns prétendaient qu'il ne fallait pas opérer les tuberculeux ou qu'il ne valait pas la peine de les amputer ; les autres passaient outre, et prétendaient obtenir des succès durables chez les tuberculeux, et quelquefois même les guérir par l'opération.

Quand une question reçoit des solutions si opposées, si divergentes, on peut dire qu'elle a été mal posée et qu'on ne s'est pas entendu sur le problème à résoudre. Il est évident que ceux qui voulaient s'abstenir toujours avaient en vue d'autres cas que ceux que leurs adversaires voulaient toujours opérer. En pratique, il ne pouvait y avoir de pareilles divergences.

Je ne voudrais pas faire intervenir, dans la question que je me propose d'examiner devant vous, telle ou telle opinion ; quelque considérables que soient les autorités qui se sont prononcées pour ou contre, je ne les invoquerai pas ; je ferai intervenir seulement mes propres observations ; et c'est sur les résultats d'une pratique déjà ancienne que je m'appuierai, en invoquant surtout les observations datant de quinze à vingt ans, celles que j'ai pu suivre depuis leur origine, et qui sont d'autant plus probantes qu'elles datent d'une époque plus éloignée.

§ I. — *Des formes diverses de l'affection tuberculeuse au point de vue de l'intervention chirurgicale. — Indications et contre-indications générales des amputations et des résections chez les tuberculeux.*

Les idées actuelles tendent de plus en plus à grouper sous le même chef les affections dites scrofuleuses et celles qui sont manifestement tuberculeuses. L'unité anatomique de ces affections a été consacrée par la découverte du follicule tuberculeux, c'est-à-dire par le corpuscule microscopique caractérisé par le groupement des éléments embryonnaires autour de la cellule géante.

Depuis longtemps les chirurgiens ont demandé à l'anatomie pathologique un élément de pronostic. Un moment on avait cru le trouver dans le corpuscule tuberculeux de Lebert ; l'illusion ne fut pas de longue durée ; puis on se rattacha à la granulation grise ; mais comme on ne la trouvait presque jamais, dans les os ou les articulations, on dut chercher autre chose. Le follicule tuberculeux avec ses cellules géantes nous sera-t-il d'un plus grand secours ? Il a sa valeur sans doute, mais elle n'est pas absolue, car on ne peut mesurer la gravité de la tuberculose à l'abondance ou aux caractères de ces follicules. Plus je fais examiner de fongosités extraites des articulations que je réseque, plus je reconnais l'insuffisance de ce caractère purement anatomique. C'est sur d'autres considérations qu'il faut baser son pronostic ; c'est sur la marche de la maladie et sur la nature du terrain sur lequel elle se développe.

Il y a des tuberculoses graves et des tuberculoses bénignes. Il y a des tuberculoses générales et des tuberculoses locales. Il y a des tuberculoses qui marchent fatalement ; il y en a d'autres qui tendent spontanément à s'arrêter. Les unes se développent comme une maladie infectieuse et fatale ; les autres produisent de graves destructions locales, mais n'ont pas, à une certaine période de leur évolution du moins, cette marche envahissante, et restent longtemps bornées au point primitivement envahi. L'analyse expérimentale pourra nous démontrer un jour ce que l'analyse clinique nous fait déjà soupçonner, c'est-à-dire des affections de nature différente dans ce que nous groupons aujourd'hui sous le nom de tuberculose. Il est probable qu'on confond sous ce nom des affections pyogéniques différentes. Mais comme nous ne pouvons pas les distinguer encore, nous devons les englober sous le même titre, en signalant toutefois les différences cliniques qu'elles peuvent présenter.

Comment les reconnaître ? Nous n'avons jusqu'ici que l'étude du malade, l'étude du terrain, et la considération de la marche de l'affection, basée sur les phénomènes réactionnels et l'étude minutieuse des organes internes (poumon, rein, intestin) que l'observation clinique nous apprend être le théâtre le plus fréquent de la floraison tuberculeuse.

En dehors de cette observation du malade, nous ne pouvons penser qu'à l'inoculation et à la recherche du microbe tuberculeux. C'est seulement dans cet ordre de recherches que nous pouvons espérer trouver le moyen de mesurer la gravité de l'affection tuberculeuse, et encore ne faut-il pas avoir une confiance trop absolue, car l'agent septique peut rester inoffensif sur un terrain qui ne lui convient pas, et retrouver toute son activité nuisible dans le terrain mieux préparé sur lequel on l'aura expérimentalement transporté.

La contagion de la tuberculose, si évidemment démontrée par les expériences de Villemin et de Chauveau, est en voie de trouver une explication plus précise encore dans les recherches de Toussaint et de Koch ; mais il y a déjà tant de microbes en question qu'il serait imprudent d'accepter comme certaine une solution qui n'est encore que probable. Quelque confiance que nous puissions avoir dans cette méthode d'expérimentation, nous ne pouvons pas nous servir encore des résultats annoncés (1) ; et, d'autre part, nous ne pouvons pas attendre la découverte d'un microbe, constatable et réellement caractéristique dans le sang des tuberculeux, pour formuler quelques propositions thérapeutiques que l'observation clinique démontre suffisamment à nos yeux. Les données expérimentales pourront leur apporter plus tard une consécration définitive ; mais d'ores et déjà on peut s'en servir pour établir des indications opératoires.

Je ne veux pas dissimuler les inconvénients de l'intervention chirurgicale chez les tuberculeux : il est des tuberculeux qu'il ne faut pas opérer, parce que le moindre traumatisme donnerait un coup de fouet à l'évolution de la tuberculose ; il en est d'autres qu'on peut opérer dans certaines conditions déterminées et en prenant des précautions spéciales ; il en est d'autres enfin qu'il faut opérer.

Un fait d'une importance immense dans la pratique de la chirurgie est venu changer complètement les conditions opératoires : je veux parler de la méthode antiseptique qui, en réduisant à leur minimum les dangers du traumatisme, permet d'intervenir dans une foule de circonstances où la plus élémentaire prudence nous forçait de nous abstenir autrefois. Grâce aux pansements antiseptiques, des opérations regardées hier encore comme très-graves passent aujourd'hui, pour ainsi dire, inaperçues ; elles troublent à peine l'organisme. Elles amènent à peine une élévation de température pendant un jour ou deux, et tout rentre ensuite dans l'ordre.

Depuis l'adoption de la méthode de Lister dans les hôpitaux, les conditions sont complètement changées ; on ne saurait trop le répéter, pour bien faire comprendre que tous les anciens préceptes doivent être révisés et qu'il ne faut plus juger les questions chirurgicales avec le même esprit qu'il y a dix ans.

---

(1) La question semble cependant avancer à grands pas vers une solution. Voyez les dernières communications de M. Corril à l'Académie de médecine et celles de M. Babes à l'Institut.

Dans ma dernière communication à l'Académie de médecine, je signalais que j'avais fait 43 résections du coude sans perdre un seul de mes malades d'accidents imputables à l'opération. J'ajouterai aujourd'hui que depuis le commencement du semestre, depuis le mois de novembre, sur 26 résections, amputations ou autres opérations sur les os, exposant autrefois tout particulièrement à la pyohémie, je n'ai pas constaté un seul décès, ni aucune complication infectieuse grave ; ni pyohémie, ni érysipèle, ni pourriture d'hôpital. Et cependant j'opère dans le même local où j'aurais perdu, il y a dix ans, par érysipèle ou pyohémie, au moins 30 ou 35 pour 100 des mêmes malades.

Nous pouvons donc intervenir beaucoup plus souvent qu'autrefois, et nous le devons dès que notre intervention doit augmenter notablement les chances de vie du malade et diminuer la somme de ses souffrances.

C'est pour ce motif que nous devons dorénavant ne pas laisser les malades arriver au dernier degré de l'épuisement et de l'intoxication qui résulte des suppurations articulaires. Aux résections tardives qui paraissaient autrefois la seule conduite acceptable, il faut substituer souvent aujourd'hui les résections hâtives. Quand je dis qu'il faut faire des résections hâtives, je n'entends pas qu'on doive les pratiquer à la légère, mais je veux dire qu'il faut se hâter de pratiquer les résections dès qu'elles deviennent nécessaires.

La même raison qui nous porte à recommander les résections hâtives nous autorise aussi à faire des opérations tardives chez les sujets qui sont déjà affaiblis par la suppuration, mais chez lesquels il reste encore quelques chances de succès. Autrefois l'opération eût échoué ; le malade eût succombé à l'érysipèle ou à la moindre complication infectieuse ; aujourd'hui, grâce à l'iodoforme et au pansement de Lister, il évitera ces complications et se rétablira dès que l'opération aura supprimé la cause de son intoxication. On pourra faire plus encore, et intervenir dans les cas où la guérison n'est pas possible, mais où il importe avant tout de faire cesser les souffrances du malade. On fera alors des *résections de soulagement;* j'en citerai dans un instant quelques exemples.

Mais j'ai hâte de sortir de ces généralités pour préciser davantage dans quelle limite on doit intervenir chez les tuberculeux, et comment il faut intervenir pour leur apporter le plus de soulagement et une plus grande survie.

Quelle que soit l'opération qu'on pratique sur un tuberculeux, qu'on résèque l'articulation malade en enlevant tous les tissus morbides, ou qu'on sacrifie le membre par une amputation, on ne peut se flatter de faire une opération radicale. Les ganglions profonds et inaccessibles sont toujours plus ou moins envahis dans les lésions anciennes.

Un tuberculeux sera toujours exposé, malgré les soustractions des foyers apparents, à de nouvelles poussées, soit sur d'autres os, soit sur les organes internes. L'opération, quelque radicale qu'elle paraisse, ne peut enlever le principe du mal.

En principe, un sujet ne devient pas tuberculeux parce qu'il a une tumeur blanche; il a une tumeur blanche parce qu'il est tuberculeux. Quand l'arthrite fongueuse se déclare, il est déjà plus ou moins infecté; et c'est parce qu'il présente un terrain favorable qu'un traumatisme insignifiant peut amener dans une articulation la formation du tissu tuberculeux.

J'admets cependant qu'il faut enlever les foyers tuberculeux, parce que ces foyers servent à l'élaboration du poison tuberculeux et sont le point de départ de l'infection secondaire des organes restés sains jusqu'alors.

La tuberculose inoculée nous montre bien l'origine et la cause de l'infection; mais il n'est pas rationnel de comparer un foyer caséeux spontanément développé au foyer de matière inoculable développé par l'expérimentateur. Nous voyons bien d'où vient l'infection dans ce dernier cas; nous ne le voyons pas dans la formation d'un foyer tuberculeux spontané. Si ce foyer se développe à la suite d'une entorse articulaire ou juxta-épiphysaire, c'est que cette entorse s'est produite sur un individu déjà infecté héréditairement ou accidentellement, comme pour les animaux chez lesquels

Schuller rend tuberculeuses les arthrites traumatiques, en iujectant de la matière tuberculeuse dans le tissu cellulaire ou les vaisseaux.

Si les amputations ou les résections ne peuvent pas absolument mettre à l'abri des récidives, puisqu'elles n'ont aucune action sur l'intoxication antérieure, sur l'état diathésique, elles agissent efficacement en supprimant les foyers d'élaboration de la matière tuberculeuse et en soustrayant le malade aux causes d'affaiblissement, qui résultent d'une suppuration chronique, et à l'intoxication septique dont les culs-de-sac articulaires sont le point de départ.

A ce point de vue, les amputations sont supérieures en principe aux résections ; elles suppriment d'un coup ces foyers apparents d'infection, laissent une plaie nette qui peut se réunir immédiatement et plus rapidement qu'une plaie de résection.

Aussi, lorsqu'il s'agit de supprimer une suppuration articulaire sur un sujet débilité par une longue suppuration et par un séjour prolongé au lit, doit-on amputer. Il faut soustraire le plus tôt possible le malade aux causes de débilitation qui préparent le terrain pour de nouvelles manifestations tuberculeuses.

Mais, en dehors des conditions où l'indication vitale doit faire négliger l'indication orthopédique, il est de nombreuses circonstances où il faudra préférer la résection, soit parce que le malade demande à courir toutes les chances de guérison avant de faire le sacrifice de son membre, soit parce que, dans certaines conditions, la résection est aussi efficace que l'amputation pour prévenir les infections secondaires.

C'est là une proposition importante et qui demande quelques développements.

Quand une résection articulaire a été suivie d'une guérison locale, complète et permanente, quand un tissu cicatriciel stable a remplacé le tissu fongueux, elle n'expose pas plus qu'une amputation à l'infection des organes internes.

Si la résection ne tarit pas la suppuration articulaire ; si l'on a laissé du tissu fongueux sans le modifier énergique-

ment par la cautérisation ; si l'on a fait une résection trop
économique, les conditions sont tout autres. On aura laissé
dans la plaie un germe tuberculeux qui sera aussi dangereux
que le foyer primitif, et qui pourra même être plus menaçant,
puisqu'on l'aura laissé au milieu de tissus cruentés aptes à
s'infecter.

Mais c'est pour éviter ces inconvénients que j'ai depuis
longtemps recommandé, non-seulement l'excision et l'abrasion des fongosités, mais la cautérisation de tous les tissus
suspects, et que je me suis élevé en maintes circonstances
contre cette manie de réunion immédiate qui a atteint la plupart des chirurgiens depuis l'adoption du pansement de
Lister. Non-seulement je ne réunis pas complètement la
plaie chez les tuberculeux, mais je maintiens dans la cavité
articulaire plusieurs tubes de caoutchouc, perforants ou non,
de manière à me laisser une porte ouverte pour surveiller ce
que j'ai laissé des tissus articulaires, et les modifier consécutivement, si besoin est, par des cautérisations au nitrate d'ar-
gent, au chlorure de zinc, à la créosote, etc. — Par ces mo-
difications successives, on change la marche du processus, on
transforme les granulations fongueuses en tissu plastique,
stable, et l'on obtient, en outre, le meilleur résultat possible
de la résection, soit au point de vue orthopédique, soit au
point de vue fonctionnel.

On pourrait, sans doute, rationnellement chercher la réunion immédiate après une résection, mais il faudrait pour
cela enlever non-seulement toutes les fongosités, mais encore
les tissus sur lesquels elles reposent (capsules, ligaments) et
qui ont déjà subi une vascularisation et une diminution de
consistance qui favorisent leur transformation en granulations. Il faudrait, en un mot, renoncer complètement à la
résection sous-périostée et sacrifier tous les tissus fibreux de
l'articulation, comme dans la méthode ancienne de résection. Mais procéder ainsi serait anéantir tous les éléments de
reconstitution de l'articulation et s'exposer à avoir un membre ballant et sans fixité, qui rendrait dans l'avenir les plus

mauvais services, et serait, dans certains cas, moins utile qu'un bon moignon d'amputation.

Les tissus granuleux contenant des follicules tuberculeux sont susceptibles de se modifier sous l'influence des cautérisations et de la suppuration provoquée par la présence des corps étrangers. Les follicules tuberculeux s'éliminent par nécrose et sont entraînés par la suppuration. Ils peuvent aussi se transformer sur place, devenir fibreux ou se résorber complètement. Ils peuvent même subir cette modification par la simple exposition à l'air, d'après des recherches poursuivies en ce moment par mon interne, M. Pollosson, qui a constaté la rareté et même l'absence des follicules tuberculeux dans les granulations exposées à l'air, et dans la partie superficielle des masses fongueuses provenant des foyers tuberculeux. Traitées par l'iodoforme, ces fongosités fournissent un pus peu abondant et aseptique, entraînant avec lui les éléments en voie de régression qui ne peuvent pas s'organiser en tissu cicatriciel.

Dans quelques cas où je m'étais laissé aller à réunir un peu trop hâtivement, j'ai vu se reformer des masses fongueuses que j'ai été obligé de mettre à nu et de détruire de nouveau par abrasion ou cautérisation.

J'ai dit plus haut que la marche de la maladie et le mode d'évolution de l'arthrite tuberculeuse devaient déterminer notre conduite en présence d'une carie articulaire.

Si l'arthrite tuberculeuse n'est qu'un effet secondaire, tardif de l'infection tuberculeuse qui a déjà envahi le poumon ou d'autres organes internes; si elle se complique de localisations multiples de l'affection, il faut s'abstenir de toute intervention et s'en tenir aux moyens palliatifs.

Si le malade est en proie à un état fébrile qui ne s'explique pas par la lésion locale; s'il y a de ces élévations persistantes de température que rien n'explique, il faut absolument s'abstenir; le malade est en pleine floraison tuberculeuse, une granulie s'accomplit ou se prépare.

En dehors de ces contre-indications spéciales, il y a les contre-indications générales à toute opération (albuminurie, diabète, altérations viscérales non tuberculeuses, etc.)

L'origine héréditaire de la tuberculose est souvent une contre-indication à toute intervention, mais elle n'est pas absolue. Dans une même famille, on voit les enfants tuberculeux à un inégal degré ; les uns n'ont que des tuberculoses locales et curables, par cela même, par l'opération ; les autres sont profondément infectés, malgré le peu d'étendue des lésions locales. Tant de circonstances sont susceptibles de modifier le terrain sur lequel peut se développer le germe tuberculeux, qu'il ne faut pas se prononcer avant d'avoir étudié la manière dont tout individu est susceptible de réagir.

Dans le tableau désolant de l'affection tuberculeuse, une chose vient encourager le chirurgien à intervenir, c'est l'arrêt spontané et même la guérison définitive d'un grand nombre de lésions qu'on rapporte légitimement à cette affection ; c'est surtout la puissance de l'hygiène et des modificateurs généraux, tels que le climat, l'alimentation, le genre de vie, etc.

La tuberculose est une maladie infectieuse, mais elle diffère complètement du cancer et ne peut lui être comparée, malgré l'opinion de quelques chirurgiens pessimistes qui, dans ces derniers temps, ont été découragés par la fréquence des récidives et des infections occultes que rien ne leur avait permis de soupçonner.

Il y a certainement des formes de tuberculose absolument incurables ; mais il en est qui guérissent, sinon toujours d'une manière définitive, du moins pendant un temps assez long pour que la chirurgie puisse rendre des services inappréciables au patient. Les faits que je vais rapporter démontreront surabondamment cette proposition.

§ II. — *Faits de résections pratiquées depuis plusieurs années chez des tuberculeux.*

En 1881, M. le docteur Leroux, ancien interne des hôpitaux de Paris, publia une thèse intéressante sur les résections chez les tuberculeux. Cette thèse, conçue dans un esprit médical élevé, comme tous les travaux de ce genre qui ont été faits, dans ces dernières années, sous l'inspiration de M. Verneuil, n'est pas, il faut l'avouer, encourageante au point de vue des résections chez les tuberculeux. Elle arrive à cette conclusion, qu'on obtient seulement des succès opératoires, et que le malade ne peut pas retirer un grand bénéfice de l'opération.

C'est contre cette conclusion que je m'élève ; elle est beaucoup trop absolue. Tout dépend de la forme de la tuberculose et de la période dans laquelle on intervient. Une première remarque à faire, c'est que je parle de tuberculeux en général, et non de phthisiques en particulier. La phthisie pulmonaire n'est qu'une des formes de la tuberculose ; c'est par là sans doute que périssent la plupart des tuberculeux ; mais il en est beaucoup qui finissent autrement, et sur les sept dernières autopsies que j'ai faites de sujets morts plus ou moins longtemps après une résection ou une suppuration articulaires, j'en ai trouvé deux qui n'avaient pas la moindre altération pulmonaire ; ils avaient succombé à la tuberculose osseuse exclusive.

Les faits que je vais faire intervenir sont empruntés aux premières années de ma pratique ; ils datent les uns de vingt ans, les autres de quinze ans environ ; je n'en citerai pas qui ne datent de dix ans au moins.

Ces faits anciens ont une importance capitale pour la thèse que je soutiens ; car ils se rapportent tous à des résections tardives. Je n'opérais à cette époque qu'après avoir épuisé toutes les ressources de la chirurgie absolument conservatrice ; j'y insisterais moins aujourd'hui, sans doute. Mais par cela même qu'ils se rapportent à des résections tardives, c'est-à-dire qu'ils ont été observés pour la plupart sur des sujets déjà plus ou moins épuisés par de longues suppurations, ils doivent avoir plus de prix à vos yeux. La plupart des malades que je vais citer sont connus, et ont été observés par plusieurs de nos collègues que j'avais le plaisir d'avoir à

— 14 —

cette époque pour internes ; je les résumerai le plus briève-
ment possible.

Obs. I.— *Résection du coude pratiquée sur une jeune fille, déjà atteinte
du mal de Pott, en 1863.*

Françoise Guillemot. Arthrite fongueuse du coude datant de 15 mois.
Résection sous-périostée en 1863. Guérison ; amélioration de la santé
générale ; a été régulièrement revue pendant cinq ans ; guérison complète
du coude ; réapparition des douleurs lombaires ; pas d'abcès ; a été
perdue de vue depuis 1870. (*Traité de la régén. des os*, t. ii, p. 352.)

Obs. II. — *Évidement du tibia en 1863 ; résection tibio-tarsienne en
1864. — Guérison. — Mort 17 ans après.*

Dervieux ; âgé de 23 ans en 1863. Suppuration du cou-de-pied datant
de 12 ans. Résection en janvier 1864. Guérison. En 1877, périarthrite du
genou, venant probablement de l'épine du tibia. Rien n'avait reparu du
côté de l'articulation réséquée. Mort probablement de phthisie pulmonaire en 1881. (*Traité de la régénération des os*, t. ii, p. 80.)

Obs. III. — *Arthrite tuberculeuse de l'épaule en 1865 sur un homme
de 56 ans. — Résection de l'épaule. — Guérison.— Mort après 1871.*

Hénon, 56 ans. Résection de l'épaule le 21 janvier 1865. Hémoptysies
antérieures. Guérison persistante de la plaie opératoire. Retour des fonctions du membre. Travaillait comme ébéniste. Mort probablement de
phthisie pulmonaire après 1871. (*Traité de la régénération des os*, t. ii,
p. 325.)

Ces trois malades sont morts ou peuvent être supposés tels
(car je n'ai pas eu de nouvelles de la première opérée), mais
ils se sont rétablis pour plusieurs années ; et s'ils ont succombé aux progrès de la tuberculose interne, le théâtre de
l'opération est resté indemne, et ils ont pu se servir de leur
membre réséqué pendant le reste de leur vie.

Voici, du reste, d'autres faits aussi anciens et plus probants
encore, car les sujets vivent toujours. Ce sont encore des
opérés dont les observations ont été déjà publiées autrefois
et qui, en raison de cette circonstance, ont une plus grande
valeur.

OBS. IV. — *Ostéo-arthrite chronique de l'épaule; en 1864 résection de la moitié supérieure de l'humérus. — Guérison. — Plusieurs hémoptysies en 1869 et 1870. — Rien du côté de l'articulation réséquée. — Santé excellente aujourd'hui.*

Louise Galliard avait 15 ans en 1864, à l'époque où je lui enlevai par la résection sous-périostée la moitié supérieure de l'humérus. Affections osseuses multiples dans l'enfance; cicatrices adhérentes. Aurait eu la syphilis vaccinale.

L'opération a amené une guérison complète de l'articulation; la malade gagne sa vie en travaillant comme blanchisseuse. En 1869 et 1870, sous l'influence de mauvaises conditions hygiéniques, elle se mit à tousser et eut quelques hémoptysies. L'iodure de potassium, qui n'avait pas produit d'effet appréciable au moment de la suppuration de l'épaule, améliora sensiblement cette fois la santé générale. Aujourd'hui santé parfaite. (*Traité de la régénératinn des os*, t. II, p. 46.)

OBS. V. — *Résection de l'épaule le 16 février 1870 ; hémoptysies consécutives à l'opération; accidents pulmonaires graves. — Amélioration de la santé générale et disparition des accidents pulmonaires. — Persistance de la guérison locale malgré quelques douleurs articulaires revenant de temps à autre.*

Galien, 16 ans en 1870. Réséqué de l'épaule pour une arthrite suppurée. Accidents graves après l'opération ; hémoptysies, craquements humides dans tout le poumon droit, principalement au sommet. Nouvelle hémoptysie en 1871 et plus tard en 1873. Amélioration de la santé générale sous l'influence d'une bonne hygiène. Employé dans une maison de banque; se porte d'autant mieux qu'il peut bien se nourrir. Tousse l'hiver de temps en temps. Matité persistante à droite. Eprouve de temps en temps quelques douleurs dans l'épaule, par les temps humides.

Persistance de la guérison locale. Marié et père de famille.

(Observation publiée en détail dans le mémoire de M. Viennois sur la *Résection sous-périostée de l'épaule, Gazette hebdomadaire*, 1872.)

Je pourrais multiplier ces observations; j'ai revu entre autres deux malades que j'avais réséqués du coude, l'un en 1868, l'autre en 1872; l'un avait des hémoptysies de temps en temps, mais son état général était bon; l'autre (revu en 1882), après s'être bien porté pendant dix ans, se trouvait pris de symptômes pulmonaires indiquant manifestement la tuberculisation des sommets. Mais je crois pouvoir me contenter des observations anciennes dont le commencement a été déjà publié dans mon *Traité de la régénération des os*. En prouvant le plus, je crois qu'il est inutile de chercher à prouver le moins.

Ces observations montrent qu'en réséquant des tuberculeux, on n'obtient pas seulement des succès opératoires, mais qu'on peut rétablir la santé générale et prolonger considérablement la vie.

On ne peut sans doute, même en opérant dans les meilleures conditions, obtenir de pareilles prolongations de vie chez tous les tuberculeux ; plusieurs de nos opérés ont succombé quatre ou cinq ans après la guérison de leur articulation, et quelques-uns plus tôt. Mais dans ces cas-là encore, l'opération leur avait rendu un immense service ; elle avait conservé leur membre, amélioré la santé générale, et leur avait donné, pendant quelque temps au moins, l'espérance d'une guérison parfaite.

Si l'on songe aux souffrances sans cesse renouvelées, aux accidents fébriles qu'éprouvent les tuberculeux dans quelques formes d'ostéo-arthrite, on comprendra tous les services qu'une opération faite à point peut leur rendre.

On rencontre sans doute chez les tuberculeux beaucoup d'arthrites indolentes ; il en est même qui arrivent jusqu'à la destruction des têtes osseuses sans avoir amené pour ainsi dire de souffrances. Ce sont les plus graves. Elles coïncident généralement avec la forme maligne de l'affection. Il ne faut pas y toucher.

Mais, pour les formes douloureuses qui se rencontrent quelquefois chez les vrais phthisiques, l'opération peut être pratiquée, même dans des conditions qui paraissent contre-indiquer toute intervention.

La diminution de gravité des traumatismes opératoires, grâce aux pansements antiseptiques, nous permet ainsi d'élargir, à ce point de vue, le champ d'application des résections. Dès que les dangers de l'opération sont diminués ; dès qu'on n'a plus à craindre le retentissement si fâcheux de la plaie opératoire, dans les cas si fréquents autrefois de complications septiques ou inflammatoires, on peut être autorisé à intervenir plus souvent. Si l'on ne peut pas faire une résection curative, on est autorisé, dans quelques cas exceptionnels, à faire des *résections de soulagement.*

J'avais l'an passé, dans mon service, une femme tuberculeuse au deuxième degré au moins, avec de petites cavernes au sommet de chaque poumon ; il y avait de plus une aphonie ancienne indiquant une tuberculisation du larynx, et presque constamment des mouvements fébriles assez marqués.

Cette malade avait une arthrite suppurée du coude qui la faisait beaucoup souffrir ; elle me demanda la résection que je lui refusai, en lui parlant de la possibilité d'une amputation qu'elle refusa à son tour. Pendant trois mois, je me bornai à lui inciser ses abcès, à débrider son articulation ; mais les douleurs persistant ou se renouvelant toujours, et les lésions pulmonaires ne progressant pas, je me décidai à la fin à lui réséquer le coude.

Cette opération eut le résultat le plus heureux : la malade cessa de souffrir ; la fièvre, qui était due surtout à la formation incessante d'abcès autour de l'articulation et dans les culs-de-sac de la synoviale, tomba tout à fait ; au bout d'un mois la malade quittait mon service, ne souffrant plus, heureuse du résultat et pleine de confiance en sa guérison prochaine.

Il n'en fut pas ainsi, bien entendu, et je n'avais aucune illusion sur ce point ; les lésions des organes respiratoires étaient trop avancées. Mais la malade, qui mourut au bout de quelques mois, s'éteignit presque sans souffrances, par le progrès de la tuberculisation pulmonaire ; elle ne souffrit plus de son coude, qui suppura toujours cependant jusqu'au moment de la mort.

Les indications opératoires se modifient donc avec la méthode antiseptique. Par cette méthode, les dangers du traumatisme sont tellement réduits qu'on peut pratiquer des opérations qui eussent été irrationnelles autrefois.

Ces interventions, à une période ultime de l'affection, sont cependant dangereuses, et il ne faut s'y décider qu'en cas de nécessité absolue.

Quelque diminué que soit le traumatisme par le pansement de Lister et l'iodoforme, il peut, dans quelques cas, donner un coup de fouet à la poussée tuberculeuse et démasquer une infection générale qui était latente jusque-là.

Il y a deux ans, je pratiquai la résection de la hanche sur un jeune garçon de 13 ans, qui avait une ostéite juxta-épiphysaire de l'extrémité supérieure du fémur, avec phénomènes aigus (marche rapide, suppuration de l'articulation, et fusées purulentes en avant et en arrière du trochanter depuis quatre ou cinq jours) ; je pratique la résection, qui ne fut pas suivie d'accidents immédiats. Mais au quatrième jour, la température s'éleva sans que je pusse l'expliquer par l'état de la plaie ni par une lésion d'organe. Cinq jours après, je faisais l'autopsie, et je trouvais sur les deux plèvres, sur le péritoine de la rate et d'autres points de cette séreuse, une des plus belles éruptions tuberculeuses que j'aie jamais eu l'occasion de rencontrer.

Il faut toujours redouter ces cas-là chez les tuberculeux auxquels on pratique des résections intra-fébriles, c'est-à-dire qu'on opère pendant la fièvre ; mais heureusement cette terminaison est très-rare dans les formes bien localisées, et surtout dans les arthrites qui ont pris le caractère fongueux tout en ayant pour origine un traumatisme ou une poussée de rhumatisme. Ces tuberculoses, provoquées par une cause locale évidente, ont une toute autre signification que les tuberculoses survenues sans cause appréciable, consécutivement à une altération générale de l'économie et coïncidant avec un état fébrile inexplicable. La différence est même tellement marquée qu'on peut se demander si c'est la même affection, et si, malgré la présence des follicules tuberculeux dans les deux cas, on n'a pas affaire à des affections pyogéniques distinctes. C'est dans ces cas que la recherche des bacilles pourra nous conduire à des différenciations de la plus grande utilité pratique, en distinguant de la tuberculose maligne les processus pyoémiques multiformes que nous confondons encore avec elle.

Une question que nous devons examiner encore, c'est celle

de la valeur relative des amputations et des résections au point de vue de la guérison de la tuberculose. En principe, l'amputation est préférable au point de vue de la préservation ultérieure. C'est le plus sûr moyen de couper court aux infections secondaires, s'il n'y a pas déjà des ganglions qui contiennent le germe tuberculeux et d'où ce germe pourra évoluer plus tard. On ne supprime pas plus ces foyers ganglionnaires après une amputation qu'après une résection, et c'est sans doute un des motifs pour lesquels aucune de ces deux opérations ne peut être jamais considérée comme radicale.

Toutes choses égales d'ailleurs, l'amputation supprime plus sûrement les foyers d'infection. Mais en pratiquant la résection de manière à enlever tous les tissus morbides, en abrasant et en cautérisant les tissus suspects, en les modifiant par des cautérisations ultérieures, on détruit les germes infectants; et ce qui le prouve, c'est que les plaies des résections faites ainsi se cicatrisent d'une manière stable et peuvent dans l'avenir rester complètement indemnes, malgré la généralisation de la tuberculose.

Comme nous le disions il n'y a qu'un instant, une résection, suivie d'une cicatrisation permanente, n'expose pas plus à la généralisation tuberculeuse qu'un moignon d'amputation. Ces cicatrices de résection sont au moins aussi innocentes pour l'avenir que les cicatrices qui suivent certaines suppurations articulaires guéries spontanément et qui, après l'élimination du tissu tuberculeux par la suppuration, restent étrangères aux poussées qui pourront se faire plus tard. C'est dans les ganglions que se trouve le danger.

Je ne puis pas apprécier par des chiffres la valeur relative des amputations et des résections comme moyen préservatif de l'infection secondaire tuberculeuse. Un calcul rigoureux serait difficile à faire, parce qu'il porterait rarement sur des cas réellement comparables. J'ignore, du reste, ce que sont devenus la plupart de mes amputés de l'Hôtel-Dieu ; je ne les ai pas suivis avec le même soin que mes réséqués ; mais en parlant d'après l'impression raisonnée que m'ont laissée mes préoccupations constantes à cet égard, depuis que je m'occupe de la tuberculose articulaire, je crois qu'une résection largement faite, et suivie de cicatrisation complète, n'expose pas plus que l'amputation à la généralisation de l'affection, si la suppuration articulaire ne reparaît pas. Il n'en est pas de même des ablations trop économiques des tissus morbides, telles qu'on les pratique par l'abrasion ou l'évidement articulaires. Ces opérations exposent trop à laisser des foyers tuberculeux dans la profondeur de l'os, et sont par cela même inférieures à la résection totale des extrémités spongieuses des os.

On ne saurait trop insister sur l'efficacité de l'hygiène pour améliorer la santé générale de l'individu, et par cela même sa force de résistance à des infections ultérieures. Sous l'influence des moyens hygièniques et thérapeutiques qui améliorent la nutrition et rétablissent l'équilibre des fonctions organiques, dans l'enfance et l'adolescence surtout, on voit les individus renaître après l'ablation des foyers tuberculeux. Le séjour à la campagne, l'air marin, une bonne alimentation rendent le terrain moins propre aux processus pyogéniques et peuvent annihiler les prédispositions morbides les plus invétérées.

C'est pour cela qu'il y a, au point de vue des résections chez les tuberculeux, de grandes différences entre les opérations pratiquées sur le membre supérieur et celles que peuvent réclamer les arthrites tuberculeuses du membre inférieur. C'est dans les hôpitaux surtout que cette différence est frappante. Nous pouvons, grâce aux pansements antiseptiques, prémunir les plaies contre les accidents infectieux qui les menacent immédiatement; mais si nous sommes obligés de laisser pendant plusieurs mois, dans des salles mal aérées et encombrées, à côté de phthisiques ou de tuberculeux suppurants, des sujets opérés de résection aux membres inférieurs, nous les exposons à toutes les causes qui engendrent la tuberculose et accélèrent l'invasion des organes internes.

Voilà pourquoi, pour certaines arthrites fongueuses du cou-de-pied, du tarse, du genou, il vaut mieux prendre immédiatement parti pour l'amputation. Il s'agit, dans ce cas, de guérir vite, et de soustraire le malade aux *circumfusa* dangereux. C'est donc là une question que le chirurgien devra toujours se poser avant de pratiquer une résection ; et si les lésions sont trop avancées pour qu'on puisse espérer une guérison rapide, il devra amputer et sacrifier l'indication orthopédique à l'indication vitale.

Autrefois, avant la méthode antiseptique, j'ai vu un certain nombre de mes réséqués devenir phthisiques ou albuminuriques avant la cicatrisation de la plaie. La suppuration du foyer, prolongée outre mesure, affaiblissait le malade et le rendait plus apte à ressentir les effets infectieux des produits de la plaie ; l'érysipèle venait très-fréquemment compliquer .a situation, et s'il n'entraînait pas la mort de l'opéré, il le laissait pendant longtemps dans un état d'atonie qui favorisait les dégénérescences des organes internes. La vie était alors menacée ; les suites immédiates de l'opération se trouvaient toujours aggravées, et les suites éloignées plus ou moins compromises.

J'ai fréquemment constaté autrefois cette influence néfaste de l'érysipèle. Un opéré était déjà au douzième ou au quinzième jour ; tout marchait à souhait ; il reprenait chaque jour des forces, quand un érysipèle, se déclarant tout à coup, mettait sa vie en danger et le laissait ensuite dans un état de misère physiologique telle que le rétablissement de la santé devenait impossible. Au moindre refroidissement, une albuminurie se déclarait, ou bien survenait une bronchite qui était le signal de la tuberculose pulmonaire. Le tableau est complètement changé aujourd'hui ; grâce aux pansements qui préviennent l'érysipèle, les traumatismes opératoires n'ont plus les mêmes conséquences.

On pourrait se demander si les pansements antiseptiques, à l'acide phénique, à l'iodoforme, ont une influence directe sur la marche de la tuberculose. C'est une question qu'il ne nous paraît pas possible de résoudre cliniquement aujourd'hui.

L'expérimentation pourra ici nous être d'un grand secours ; et l'on devra étudier l'action des différents antiseptiques sur le microbe tuberculeux et sur toutes les substances inoculables. Mais en attendant que nous soyons fixés sur ce point, et en jugeant la question d'après l'observation clinique, nous ne pouvons pas reconnaître une action directe des divers antiseptiques sur l'affection tuberculeuse elle-même. Je ne la nie pas, mais il serait prématuré de l'admettre ; surtout dans les formes graves de la tuberculose. Ma propre observation confirme l'opinion que Kœnig a déjà exprimée dans un des derniers congrès des chirurgiens allemands. Il n'a pas constaté que le pansement de Lister eût par lui-même une action appréciable sur la marche de la tuberculose.

C'est, en effet, indirectement que son action est surtout utile chez les tuberculeux ; en prévenant les accidents septicémiques ou pyoémiques, il permet aux plaies opératoires de guérir, et il nous autorise à attaquer les foyers tuberculeux avec beaucoup plus de hardiesse que nous ne pouvions le faire autrefois.

Des considérations que je viens d'exposer, je tirerai les conclusions suivantes :

1° Les résections articulaires pratiquées chez les tuberculeux donnent souvent des succès durables. Elles permettent non-seulement d'obtenir une guérison locale, mais encore d'enrayer les accidents généraux qui ont leur source dans l'absorption des produits des foyers tuberculeux articulaires.

2° La gravité de la tuberculose est très-variable ; il y a des tuberculoses qui restent longtemps locales ou qui paraissent telles, tant leur marche est lente, tant elles tardent à s'accompagner de phénomènes généraux. La question de terrain paraît avoir une influence capitale.

3° Il est probable que, dans le groupe anatomique des lésions tuberculeuses, il y a des affections pyogéniques de nature diverse. L'histologie ne nous a pas jusqu'ici fourni le moyen de faire ces distinctions. L'inoculation et l'étude du microbe tuberculeux nous permettront probablement d'établir bientôt des différences que nous ne pouvons que soupçonner aujourd'hui.

En attendant que des notions plus complètes sur le microbe tuberculeux nous permettent de mesurer la gravité des affections dites tuberculeuses, nous devons établir notre pronostic et nos indications opératoires sur la marche de l'affections et les caractères cliniques.

4° Les résections articulaires chez des sujets qui présentaient tous les signes anatomiques et cliniques de l'affection tuberculeuse nous ont permis d'obtenir des guérisons qui se maintiennent depuis quinze ans et plus.

5° Les amputations doivent être préférées aux résections dans les formes graves de la tuberculose articulaire, surtout pour les lésions des membres inférieurs. On doit y recourir lorsqu'il importe de supprimer sans retard une suppuration menaçante pour la vie.

6° En principe, les amputations mettent plus à l'abri de l'infection secondaire que les résections; mais elles ne constituent jamais une opération radicale. Les ganglions profonds et inaccessibles, déjà envahis par la tuberculose, subsistent dans l'un et l'autre cas.

7° Une résection suivie d'une guérison locale complète, c'est-à-dire de la cicatrisation définitive de la plaie opératoire, n'expose pas plus que l'amputation à l'infection tuberculeuse secondaire.

8° L'hygiène, les médications générales ont une grande importance pour la modification du terrain sur lequel peut se développer la tuberculose. Les modificateurs locaux peuvent détruire les tissus tuberculeux et les transformer en tissu cicatriciel stable; cette transformation s'opère, du reste, spontanément chez beaucoup de sujets, chez les enfants surtout. Malgré l'inoculabilité de ses produits, la tuberculose ne peut pas être assimilée au cancer, soit au point de vue du pronostic, soit au point de vue des indications thérapeutiques.